BEI GRIN MACHT SICH IHR WISSEN BEZAHLT

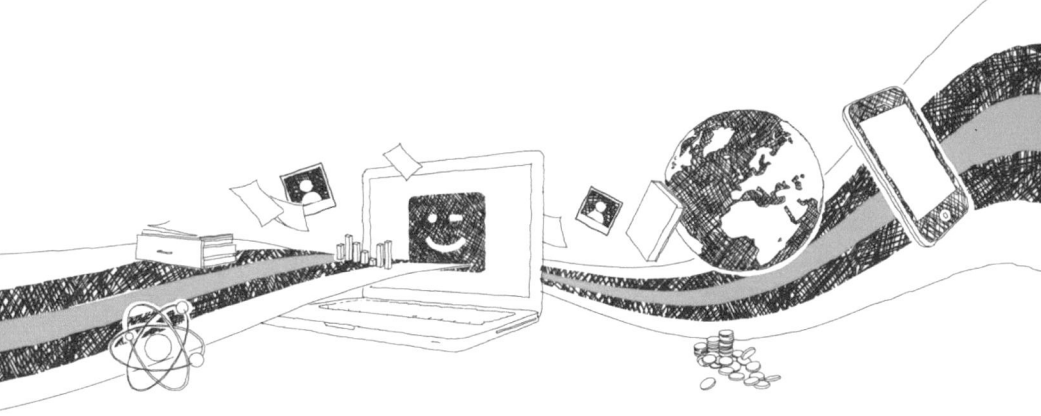

- Wir veröffentlichen Ihre Hausarbeit, Bachelor- und Masterarbeit

- Ihr eigenes eBook und Buch - weltweit in allen wichtigen Shops

- Verdienen Sie an jedem Verkauf

Jetzt bei www.GRIN.com hochladen und kostenlos publizieren

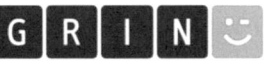

Bibliografische Information der Deutschen Nationalbibliothek:

Die Deutsche Bibliothek verzeichnet diese Publikation in der Deutschen Nationalbibliografie; detaillierte bibliografische Daten sind im Internet über http://dnb.d-nb.de/ abrufbar.

Dieses Werk sowie alle darin enthaltenen einzelnen Beiträge und Abbildungen sind urheberrechtlich geschützt. Jede Verwertung, die nicht ausdrücklich vom Urheberrechtsschutz zugelassen ist, bedarf der vorherigen Zustimmung des Verlages. Das gilt insbesondere für Vervielfältigungen, Bearbeitungen, Übersetzungen, Mikroverfilmungen, Auswertungen durch Datenbanken und für die Einspeicherung und Verarbeitung in elektronische Systeme. Alle Rechte, auch die des auszugsweisen Nachdrucks, der fotomechanischen Wiedergabe (einschließlich Mikrokopie) sowie der Auswertung durch Datenbanken oder ähnliche Einrichtungen, vorbehalten.

Impressum:

Copyright © 2014 GRIN Verlag, Open Publishing GmbH
Druck und Bindung: Books on Demand GmbH, Norderstedt Germany
ISBN: 9783668266292

Dieses Buch bei GRIN:

http://www.grin.com/de/e-book/336662/entwicklung-eines-fragebogens-zur-erfassung-spezifischer-gesundheitsprobleme

Florian Schweer

Entwicklung eines Fragebogens zur Erfassung spezifischer Gesundheitsprobleme in einem Betrieb

GRIN Verlag

GRIN - Your knowledge has value

Der GRIN Verlag publiziert seit 1998 wissenschaftliche Arbeiten von Studenten, Hochschullehrern und anderen Akademikern als eBook und gedrucktes Buch. Die Verlagswebsite www.grin.com ist die ideale Plattform zur Veröffentlichung von Hausarbeiten, Abschlussarbeiten, wissenschaftlichen Aufsätzen, Dissertationen und Fachbüchern.

Besuchen Sie uns im Internet:

http://www.grin.com/

http://www.facebook.com/grincom

http://www.twitter.com/grin_com

Deutsche Hochschule für
Prävention und Gesundheitsmanagement
Hermann Neuberger Sportschule 3
66123 Saarbrücken

Einsendeaufgabe

Fachmodul:	BGM I
Studiengang:	MA in Prävention und Gesundheitsmanagement
Datum Präsenzphase:	06.07. – 08.07.2015
Name, Vorname:	Schweer Florian
Studienort:	**Saarbrücken**
Semester:	**Sommersemester 2014**

Inhaltsverzeichnis

1 EINLEITUNG 3

2 FRAGEBOGENENTWICKLUNG 3

   2.1 Fragebogen 3

   2.2 Erklärungen 6

      2.2.1 Aufbau 6

      2.2.2 Auswahl der Fragen, Skalierung & Ziele 7

3 AUSWERTUNG MITARBEITERBEFRAGUNG 8

4 ABLEITUNG VON HANDLUNGSSCHWERPUNKTEN 17

   4.1 Begründung 17

5 PROBLEME DER FELDFORSCHUNG 18

   5.1 Probleme im Zusammenhang mit der Feldforschung 18

   5.2 Probleme mit den Kriterien des Datenschutzes 19

6 LITERATURVERZEICHNIS 21

7 ABBILDUNGS- UND TABELLENVERZEICHNIS 22

   7.1 Abbildungsverzeichnis 22

   7.2 Tabellenverzeichnis 22

ANHANG 23

Auswertung Mitarbeiterbefragung 23

Auswertung Mitarbeiterbefragung (Forts). 25

Auswertung Mitarbeiterbefragung (Forts.) 26

1 Einleitung

Im Rahmen dieser Einsendeaufgabe soll ein Fragebogen zur Erfassung spezifischer Gesundheitsprobleme in einem Betrieb entwickelt sowie die Befragung durchgeführt und ausgewertet werden. Dabei soll ein möglichst hoher Informationsgewinn hinsichtlich arbeitsbedingter gesundheitsbeeinflussender Faktoren erreicht werden. Abschließend werden Handlungsschwerpunkte abgeleitet und Probleme der Feldforschung erörtert.

Zur Lösung der Aufgabenstellung wurde ein Physiotherapieunternehmen mit zwei Standorten und 20 fest angestellten Physiotherapeuten, welche alle mit einem Pensum von 80-100 Stellenprozent angestellt sind, ausgewählt. Die beiden Praxen befinden sich im Großraum Zürich (Schweiz), das Angebot deckt alle bekannten physiotherapeutischen Maßnahmen (manuelle Therapie, Lymphdrainage, etc.) ab.

2 Fragebogenentwicklung

2.1 Fragebogen

Tab. 1: Fragebogen zur Erfassung spezifische Gesundheitsprobleme und Belastungsschwerpunkte in einem Physiotherapiebetrieb

---

Fragebogen zur Erfassung spezifischer Gesundheitsprobleme und Belastungsschwerpunkte

Herzlichen Dank, dass Sie sich dazu bereit erklären, an dieser Umfrage teilzunehmen. Mittels der anfänglichen Kodierung ist es möglich, die Fragebögen bei einer allfälligen erneuten Umfrage einander zuzuordnen und trotzdem eine vollständige Anonymität gewährleisten zu können.

! Um den Erfolg der Umfrage zu gewährleisten, ist Ihr persönliches Urteil von entscheidender Bedeutung.

! Ihre Angaben in diesem Fragebogen werden vertraulich behandelt, die Datenauswertung erfolgt anonym.

! Bitte lassen Sie keine Frage aus.

- Dritter Buchstabe des Nachnamens:
- Erster Buchstabe des Vornamens der Mutter:
- Geburtsmonat in Zahlen (Format "XX"):

Tab. 1: Fragebogen zur Erfassung spezifische Gesundheitsprobleme und Belastungsschwerpunkte in einem Physiotherapiebetrieb (Forts.)

- Zweiter Buchstabe des Wohnortes:

Personenmerkmale

PM01	Geschlecht	○ männlich
		○ weiblich
PM02	Wie alt sind Sie?	○ jünger als 20 Jahre
		○ 20-29 Jahre
		○ 30-39 Jahre
		○ 40-49 Jahre
		○ 50-59 Jahre
		○ 60 Jahre und älter

Gesundheitliche Situation

GS01	Wie beurteilen Sie im Allgemeinen Ihren Gesundheitszustand?	○ sehr gut
		○ gut
		○ zufrieden stellend
		○ weniger gut
		○ schlecht
GS02	Wie oft bewegen Sie sich intensiv außerhalb der Arbeitswelt (z.B. Sport, Wandern, etc.)?	○ eher selten
		○ ein- bis zweimal die Woche
		○ drei- bis viermal die Woche
		○ täglich

Belastungen in der Arbeitswelt: Physikalische Gefährdungen und Umweltbedingungen

PG01	Sind die Geräte, an und mit denen Sie arbeiten, in einem guten Zustand (Z.B. Liege)?	○ in der Regel ja
		○ ja, überwiegend
		○ nur teilweise
		○ nein, häufig nicht
		○ nein, meistens nicht
PG02	Ist die Höhe körpergerecht einstellbar?	○ ja
		○ nein
		○ trifft für mich nicht zu

Tab. 1: Fragebogen zur Erfassung spezifische Gesundheitsprobleme und Belastungsschwerpunkte in einem Physiotherapiebetrieb (Forts.)

PG03	Sind Sie mit Ihrem Arbeitsstuhl/Arbeitssitz zufrieden?	O O O	ja nein trifft für mich nicht zu
PG04	Benutzen Sie eine Fußstütze?	O O O O	ja nein, weil keine vorhanden nein, keine notwendig nein, aber einen Ersatz (z.B. Kiste)
	Belastungen in der Arbeitswelt: Arbeitsorganisation		
AO01	Haben Sie Angst, bei der Arbeit Fehler zu machen?	O O O O O	sehr häufig häufig manchmal selten sehr selten
AO02	Wie häufig kommt es bei Ihrer Arbeit vor, dass auch schon ein kleiner Fehler oder eine geringe Aufmerksamkeit größere finanzielle Verluste zur Folge haben können?	O O O O O	sehr häufig häufig manchmal selten sehr selten
AO03	Wie oft leisten Sie Überstunden?	O O O	regelmäßig gelegentlich nie
AO04	Sind Sie mit der Pausenregelung zufrieden?	O O Wenn nein, warum nicht? O O O O	ja nein Pause zu kurz ungünstige Pausenzeiten Pausenraum zu weit weg keine angemessene Räumlichkeit vorhanden Sonstiges:

Tab. 1: Fragebogen zur Erfassung spezifische Gesundheitsprobleme und Belastungsschwerpunkte in einem Physiotherapiebetrieb (Forts.)

	Belastungen in der Arbeitswelt: Körperliche Belastungen				
KB01	Fühlen Sie sich durch folgende Faktoren an Ihrem Arbeitsplatz belastet?	stark	etwas	gar nicht	trifft nicht zu
	ständiges Sitzen	O	O	O	O
	ständiges Stehen	O	O	O	O
	gebückte Haltung, Bücken	O	O	O	O
	ununterbrochen gleiche Bewegungen	O	O	O	O
	Belastungen in der Arbeitswelt: Psychische Belastungen				
PB01	Fühlen Sie sich durch folgende Faktoren an Ihrem Arbeitsplatz belastet?	stark	etwas	gar nicht	trifft nicht zu
	Termin- oder Leistungsdruck	O	O	O	O
	hohes Arbeitstempo	O	O	O	O
	zu große Arbeitsmengen	O	O	O	O
	zu enge Vorschriften, zu wenig Handlungsspielräume	O	O	O	O
	Herzlichen Dank für die ehrliche Beantwortung der Fragen				

2.2 Erklärungen

2.2.1 Aufbau

Der Fragebogen beginnt mit einer kurzen Einleitung, welche dem Mitarbeiter für die Teilnahme dankt und ihm den Sinn der nachfolgenden Kodierung erklärt. Diese ermöglicht eine Zuordnung der Fragebögen bei einer allfälligen erneuten Umfrage bei gleichzeitiger Gewährleistung der Anonymität. Die eigentlichen Fragen beziehen sich auf Belastungen im Arbeitsalltag. Diese sind, im Gegensatz zu Beanspruchungen, objektive und von außen auf den Menschen einwirkende Größen. Beanspruchungen hingegen beschreiben die interindividuellen Auswirkungen der Belastung. Insgesamt besteht der Fragebogen aus 25 Items, wobei die ersten 4 Items der Kodierung dienen.

Somit umfasst der eigentliche Fragebogen 21 Items, bestehend aus 2 Items zu den Personenmerkmalen, 2 zur gesundheitlichen Situation sowie 17 zu arbeitsbedingten Belastungen (4 zu physikalischen Gefährdungen und Umweltbedingungen, 5 zur Arbeitsorganisation, 4 zu körperlichen und 4 zu psychischen Belastungen). Die Einteilung der Belastungsarten orientiert sich dabei an Morsch (2015, S. 45), welcher beispielhaft die verschiedenen Belastungen in der Arbeitswelt auf Basis des Belastungs-Beanspruchungs-Konzeptes (Rhomert & Rutenfranz, 1975) zusammengefasst hat.

2.2.2 Auswahl der Fragen, Skalierung & Ziele

2.2.2.1 Personenmerkmale & gesundheitliche Situation

Bei der Auswahl der Fragen wurde sich am „Fragenkatalog zur Erstellung eines betriebsspezifischen Fragebogens" im Rahmen der Publikation „Gesundheitliche Beschwerden und Belastungen am Arbeitsplatz" von Zok (2010) orientiert. Dabei wurden einige, der Aufgabenstellung entsprechende Fragen sowie Antwortskalierungen ausgesucht und ohne Veränderungen übernommen. Da der Fragebogen von Zok bezüglich Gütekriterien getestet wurde, stellt dieses Vorgehen somit die hohe Qualität des in dieser Arbeit erstellten Fragebogens sicher.

Mit den ersten beiden Fragen, PM1 und PM2 (Fragen 101 und 102 des Fragenkatalogs von Zok) werden die beiden wichtigsten Personenmerkmale, also Geschlecht und Alter, abgefragt. Dies ermöglicht eine geschlechts- und altersabhängige Bewertung der weiteren Antworten. Da sich die Antwortmöglichkeiten beim Geschlecht gegenseitig ausschließen, aber keine Rangierung stattfindet, entspricht die Skalierung der Nominalskala. Bei der Frage nach dem Alter findet mittels der Wahl zwischen verschiedenen Altersgruppen die Ordinalskalierung Anwendung.

Die gesundheitliche Situation wird mit zwei Items abgefragt. Dabei geht es darum, Erkenntnisse über den allgemeinen Gesundheitszustand (GS01, Frage 4 des Fragebogens von Zok) sowie über das Bewegungsverhalten außerhalb der Arbeit (GS02, Frage 15 des Fragebogens von Zok) zu gewinnen. Da sich die Antwortmöglichkeiten gegenseitig ausschließen, eine Rangierung vorgenommen werden kann, die Größe des Abstandes zwischen den einzelnen Auswahlmöglichkeiten aber nicht messbar ist, wird bei beiden Items eine Ordinalskalierung angewendet.

2.2.2.2 Belastungen in der Arbeitswelt: Physikalische Gefährdungen und Umweltbedingungen

Die Fragen zu den physikalischen Gefährdungen und Umweltbedingungen (PG01-PG04) haben das Ziel, Erkenntnisse zur Arbeitsplatzgestaltung und -ergonomie zu gewinnen. PG01 entspricht Frage 54 des Fragebogens von Zok, PG02 Frage 56, PG03 Frage 59 und PG04 Frage 60. Bei PG01 wird eine Ordinalskalierung verwendet, bei den restlichen Fragen eine Nominalskalierung.

2.2.2.3 Belastungen in der Arbeitswelt: Arbeitsorganisation

Im Bereich der Belastungen in Bezug auf die Arbeitsorganisation werden mit den Fragen AO01 (Frage 40 des Fragebogens von Zok) sowie AO2 (Frage 41 des Fragebogens von Zok) Erkenntnisse über die Fehlerkultur im Betrieb angestrebt, währen AO3 (Frage 49 des Fragebogens von Zok) und AO4 (Frage 53 des Fragebogens von Zok) zum Ziel haben, einen groben Überblick über die Tätigung von Überstunden und die Zufriedenheit in Bezug auf die Arbeitspausenregelung zu ermöglichen. Abgesehen von AO4 (Nominalskalierung) wird bei allen Fragen zur Arbeitsorganisation eine Ordinalskalierung verwendet, womit eine Rangierung der Antwortmöglichkeiten möglich ist.

2.2.2.4 Belastungen in der Arbeitswelt: Körperliche und psychische Belastungen

KB01 und PB01 ermöglichen Rückschlüsse in Bezug auf den Schweregrad verschiedenster körperlicher (KB01) und psychischer (PB01) Belastungen. Dabei hat der Mitarbeiter je 4 Faktoren zur Auswahl, für welche er die gefühlte Belastung in einer Ordinalskala festlegen soll. Die beiden Fragen entsprechen Frage 64 des Fragebogens von Zok. Um den Fragebogen möglichst kurz halten zu können, wurde sich auf jene 8 Faktoren beschränkt, von welchen allgemeingültig anzunehmen ist, dass sie für Physiotherapeuten die größten Belastungen bei der Arbeit darstellen.

3 Auswertung Mitarbeiterbefragung

Laut Dutter (2011) ist Statistik die Wissenschaft und Kunst der Erfassung und Analyse von Datenstrukturen unter Berücksichtigung der unvermeidlichen Unschärfe, die durch zufällige Schwankungen und Fehler verursacht wird. Somit ist die Statistik viel mehr als die bloße Erstellung von Tabellen und grafischen Darstellungen, die irgendwelche Sachverhalte verdeutlichen sollen. Weiter lässt sich laut Dutter die Statistik in eine analytische und eine deskriptive Statistik unterteilen.

Die analytische Statistik hat zum Ziel, zufällige Schwankungen der Stichprobenwerte um die entsprechenden Werte der Gesamtpopulation zu berücksichtigen und quantitativ zu erfassen. Sie versucht unter anderem, möglichst einfache oder bewährte statistische Modelle an die Daten anzupassen und die Güte der Anpassung zu prüfen.

Die deskriptive oder auch beschreibende Statistik hingegen dient dazu, umfangreiche Datensätze übersichtlich darzustellen und durch möglichst wenige, einfache Masszahlen (wie Mittelwert und Streuung) zu ersetzen, womit eine Datenreduktion ermöglicht wird. Dabei wird zwischen Lage- (Modus, Median und arithmetisches Mittel) und Streuungsparametern (Spannweite, Quartilabstand, Varianz und Standardabweichung) unterschieden. Während erstere Auskunft über die zentrale Tendenz der Verteilung geben, dienen letztere der Informationsgewinnung in Bezug auf die Variabilität der Werte (Rieder, 2013, S.46).

Die Mitarbeiterbefragung wurde mittels deskriptiver Statistik ausgewertet. Dabei wurde darauf verzichtet, oben genannte Lage- oder Streuungsparameter zu bestimmen. Da für die weitere Ableitung von möglichen Handlungsschwerpunkten in erster Linie die Verteilung der gewählten einzelnen Antwortmöglichkeiten von Interesse ist, werden stattdessen die prozentualen Häufigkeiten definiert, da diese deskriptive Variante die beste Darstellung der Verteilung der gewählten einzelnen Antwortmöglichkeiten erlaubt. Nachfolgende Dokumentation soll einen ersten Überblick über die Befragungsresultate ermöglichen. Selbstverständlich wäre noch eine weitere, tiefgreifendere Analyse (z.B. Differenzierung der Resultate nach Geschlecht und Altersgruppe) möglich.

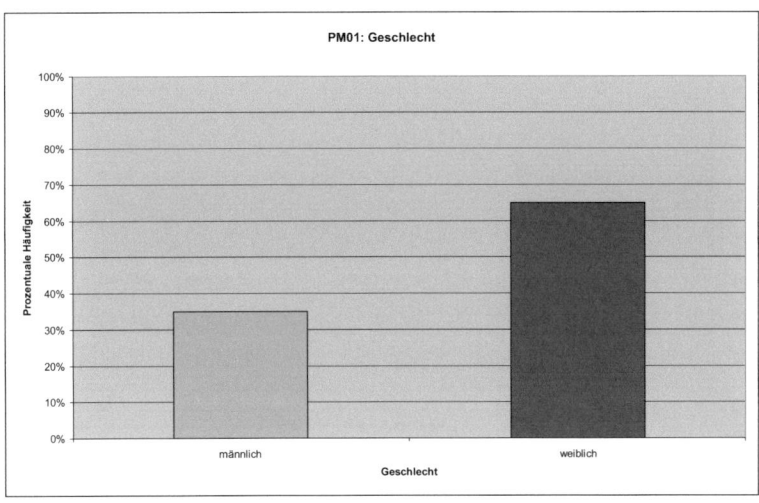

Abb. 1: Prozentuale Verteilung PM01

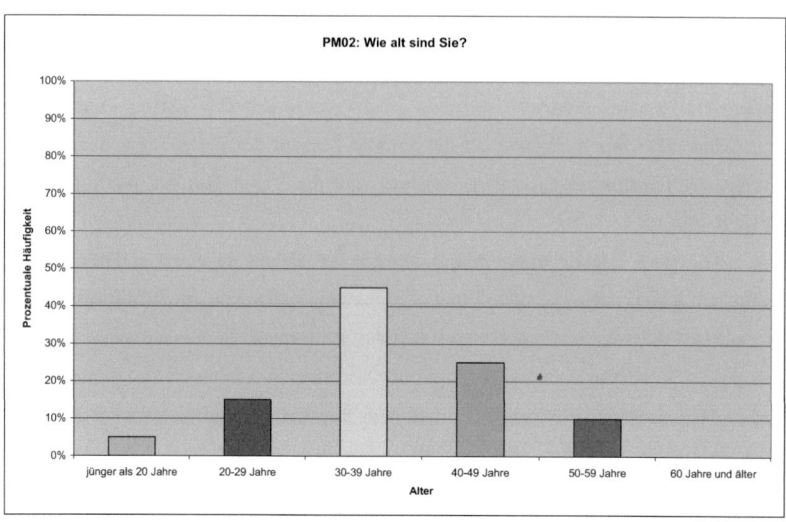

Abb. 2: Prozentuale Verteilung PM02

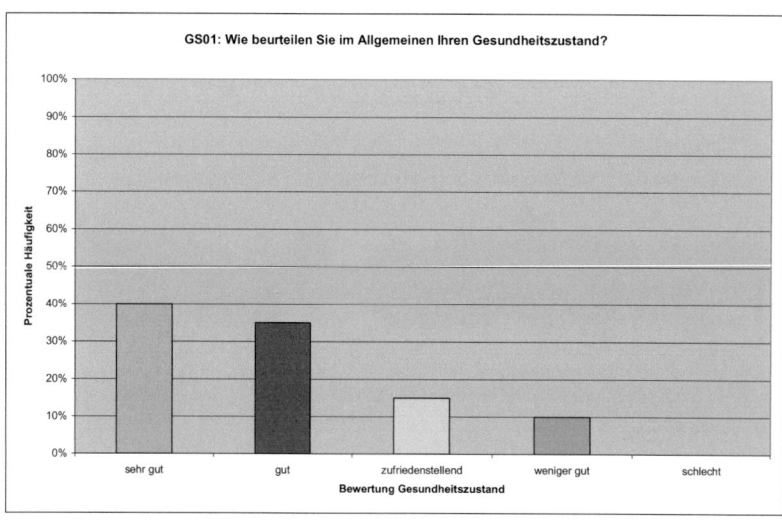

Abb. 3: Prozentuale Verteilung GS01

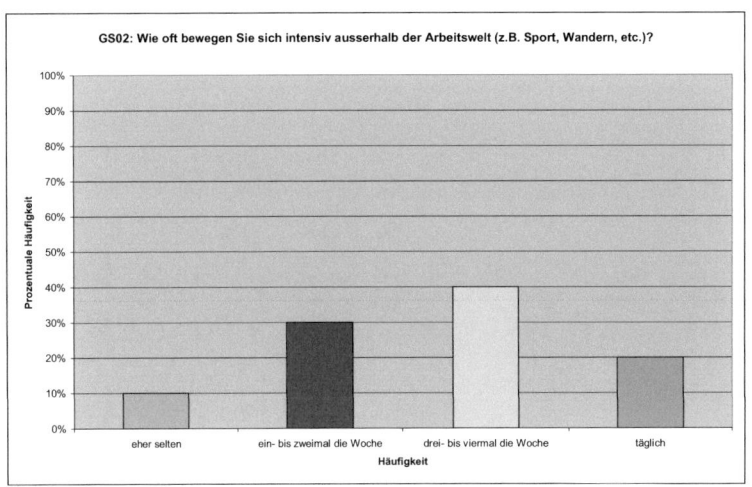

Abb. 4: Prozentuale Verteilung GS02

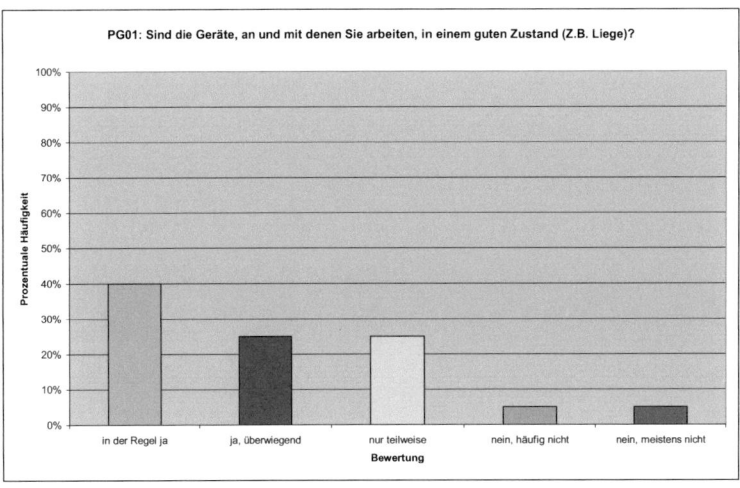

Abb. 5: Prozentuale Verteilung PG01

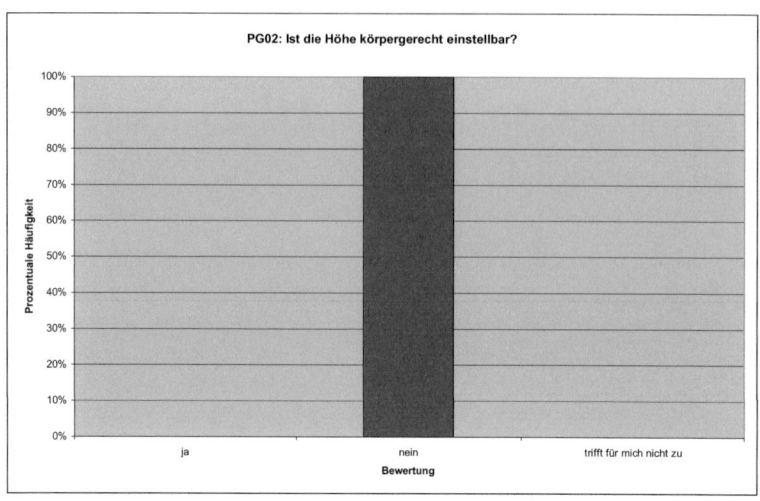

Abb. 6: Prozentuale Verteilung PG02

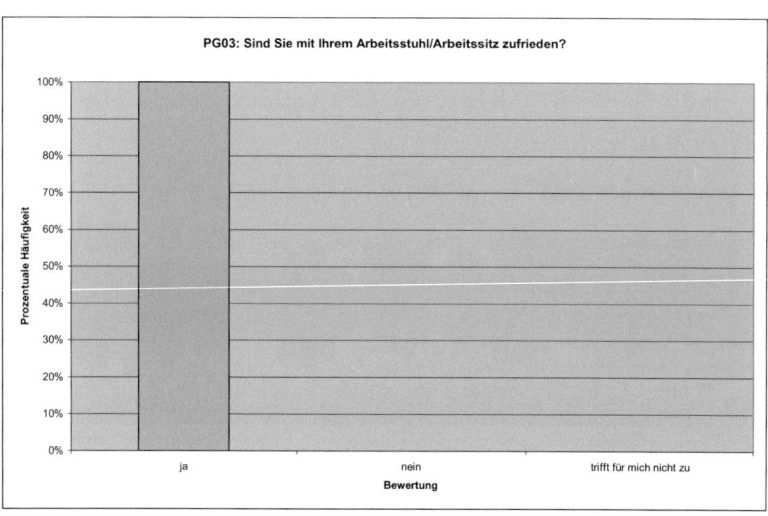

Abb. 7: Prozentuale Verteilung PG03

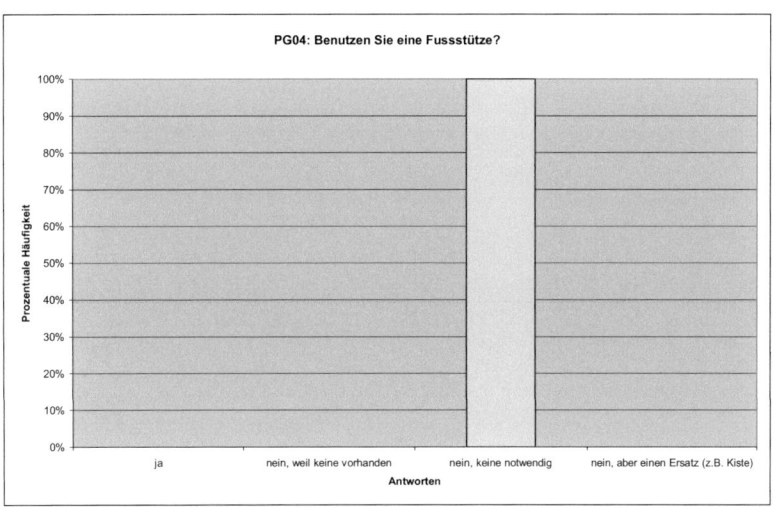

Abb. 8: Prozentuale Verteilung PG04

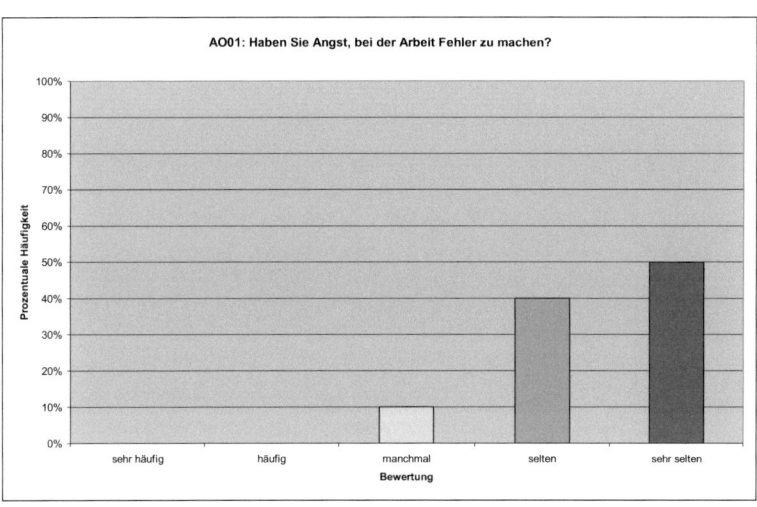

Abb. 9: Prozentuale Verteilung AO01

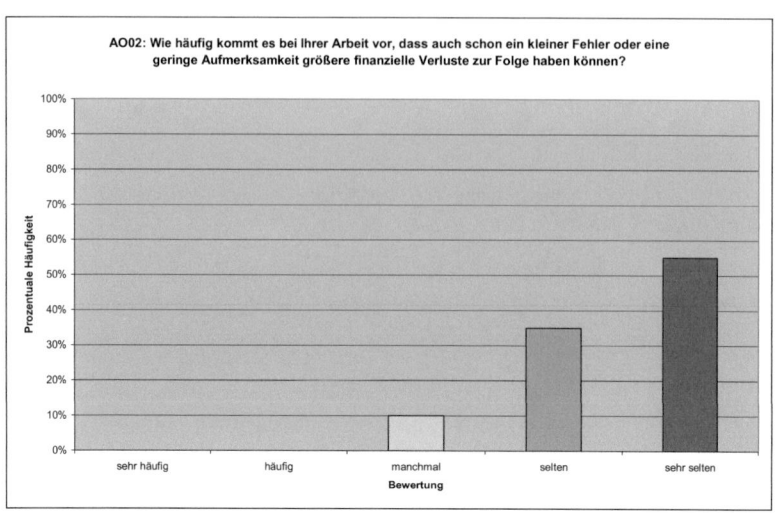

Abb. 10: Prozentuale Verteilung AO02

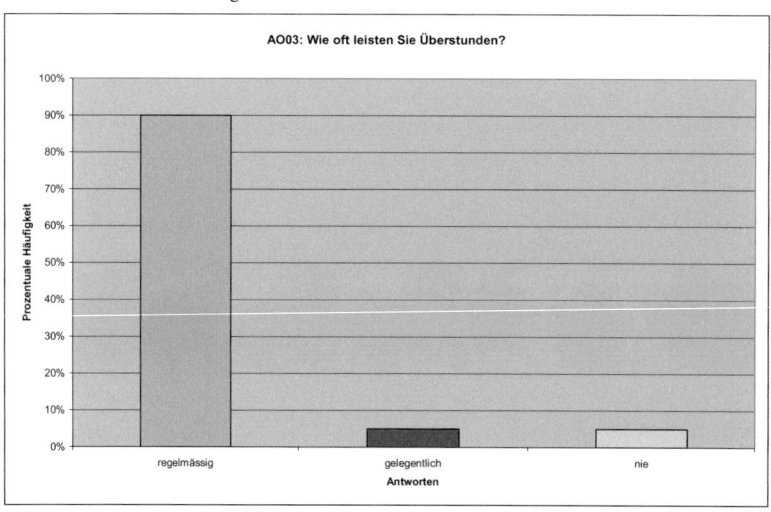

Abb. 11: Prozentuale Verteilung AO03

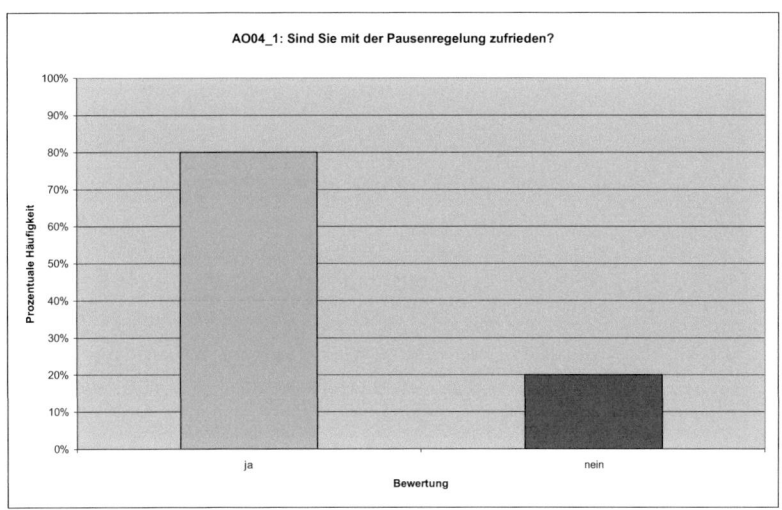

Abb. 12: Prozentuale Verteilung AO04_1

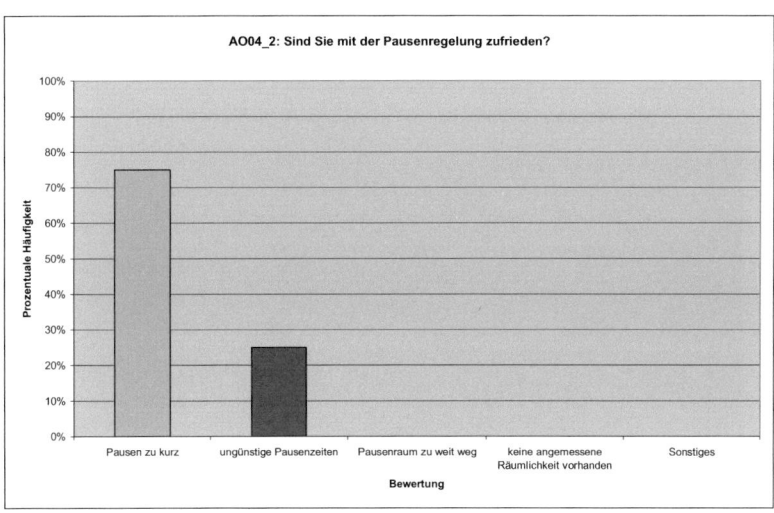

Abb. 13: Prozentuale Verteilung AO04_2

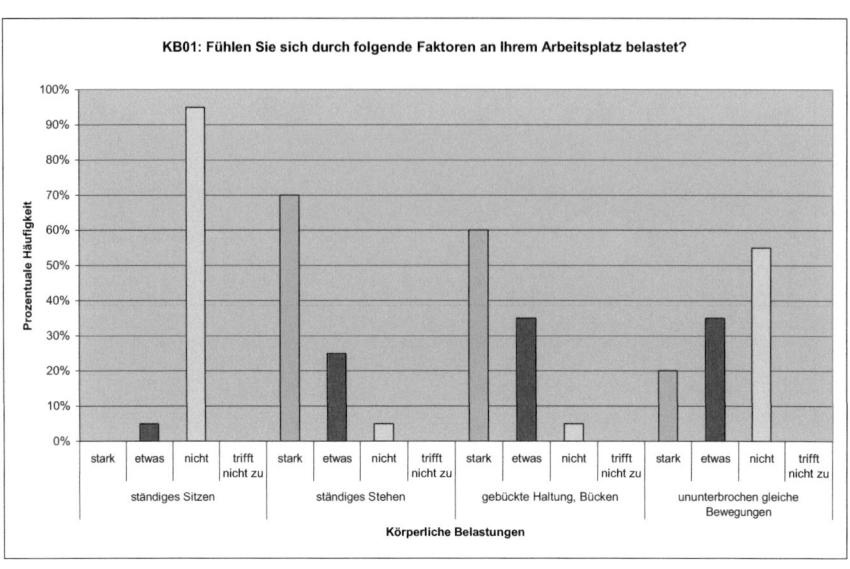

Abb. 14: Prozentuale Verteilung KB01

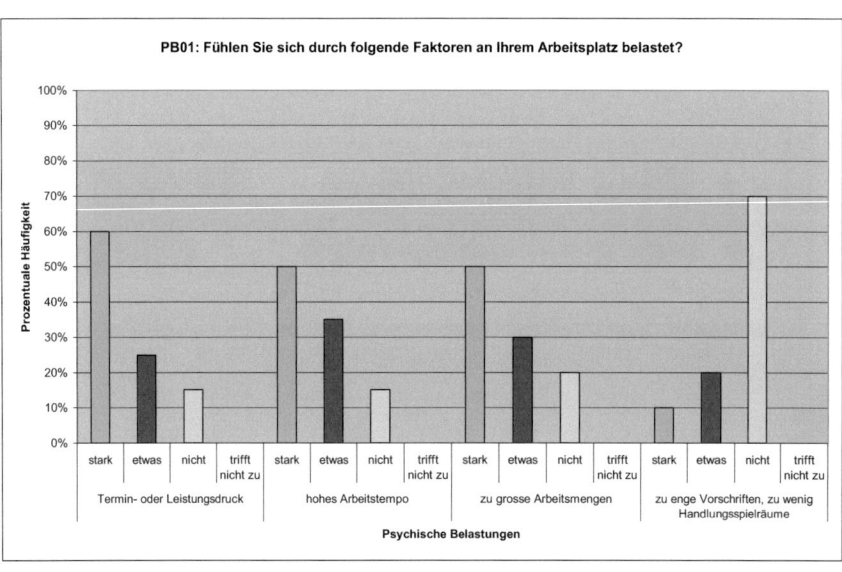

Abb. 15: Prozentuale Verteilung PB01

4 Ableitung von Handlungsschwerpunkten

Folgende drei Handlungsschwerpunkte werden anhand der Befragungsergebnisse abgeleitet (absteigende Priorisierung; in Klammern die jeweilige übergeordnete Belastungsart):

- Gesamtes Feld der psychischen Belastungen
- Gestaltung der Arbeitsstätte und des Arbeitsplatzes (physikalische Gefährdungen und Umweltbedingungen)
- Arbeitszeit (Arbeitsorganisation)

4.1 Begründung

In Abbildung 15 ist zu erkennen, dass eine Mehrheit der Befragten die Punkte „Termin- oder Leistungsdruck", „hohes Arbeitstempo" sowie „zu große Arbeitsmengen" als starke psychische Belastung empfindet, mindestens 80 % stufen die Belastung bei jenen Arten als „stark" oder „etwas" ein. Aufgrund dieser Resultate muss davon ausgegangen werden, dass die psychische Belastung der Mitarbeiter im ausgewählten Betrieb und somit das Stressrisiko sehr hoch ist. Da die Reaktion des Körpers auf Stress ursprünglich einen sehr kurzfristigen Charakter hatte (Angriff oder Flucht), kann ein chronischer Stresszustand starke körperliche Einschränkungen wie Herz-Kreislauf-Erkrankungen, Erschöpfung, Burnout und Depressionen verursachen und gilt deshalb als gesundheitsgefährdend (Fries & Kirschbaum, 2009 S. 114). Aus diesem Grund wird dem Handlungsschwerpunkt der psychischen Belastungen die höchste Priorität beigemessen. Gerade bei stressbedingten Belastungen ist davon auszugehen, dass eine Kombination aus Verhaltens- (z.B. Schulungen zum Umgang mit Stress) und verhältnispräventiven Interventionsmaßnahmen (z.B. Trainings für Führungskräfte zur Mitarbeiterführung) die größte Wirkung entfaltet (Walter et al., 2006, S. 160).

Abbildung 5 zeigt, dass mehr als ein Drittel der Befragten die Arbeitsgeräte als „nur teilweise", „häufig nicht" oder „meistens nicht" in einem guten Zustand bewerten. Weiter sind die Liegen, das wichtigste Arbeitsgerät des Physiotherapeuten, laut Abbildung 6 nicht höhenverstellbar. Abbildung 14 zeigt, dass das ständige Stehen und eine gebückte Haltung von einer Mehrheit der Befragten als „starke" körperliche Belastung angesehen werden. Weiterführende Untersuchen müssen nun zeigen, ob zwischen der schlechten Bewertung des Zustandes der Arbeitsgeräte, der fehlenden Höhenverstellbarkeit der Liegen sowie der starken körperlichen Belastung durch ständiges Stehen und einer gebückten Haltung ein Zusammenhang besteht. Dies kann durch weiterführende Mitarbeitergespräche einerseits und der Verfahren der Korrelationsstatistik andererseits geklärt werden. Sollte sich ein Zusammenhang bestätigen, könnten der Ersatz der Liegen durch neue, höhenverstellbare (Verhältnisprävention) oder Mitarbeiterworkshops zum gegenseitigen Austausch von Lockerungs- und Dehnungsübungen sowie Behandlungstechniken im Sitzen (Verhaltensprävention) mögliche Interventionsmaßnahmen sein. Da Physiotherapeuten aufgrund ihrer beruflichen Qualifikation fähig sein sollten, für körperliche Belastungen besser Ressourcen aufbauen zu können als für psychische Belastungen, wird dieser Handlungsschwerpunkt nach jenem der psychischen Belastungen priorisiert.

Als dritter und am schwächsten gewichteter Handlungsschwerpunkt wird die Arbeitszeit aus dem Feld der Arbeitsorganisation gewählt. Abbildung 11 zeigt, dass 90% der Mitarbeiter des ausgewählten Betriebes regelmäßig Überstunden leisten. Es stellt sich nun somit die Frage nach dem Grund für diese im Unternehmen weit verbreitete regelmäßige Leistung von Überstunden. Dieser kann durch Gespräche mit Mitarbeitern und Führungskräften erfahren werden. Aufgrund der in Abbildung 15 ersichtlichen Antworten („Termin- oder Leistungsdruck", „hohes Arbeitstempo" sowie „zu große Arbeitsmengen" werden als starke Belastung empfunden) ist ein hoher quantitativer Arbeitsaufwand als Grund für die hohe Überstundenleistung als wahrscheinlich einzustufen. Diesen möglichen Zusammenhang gilt es, durch weiterführende Untersuchungen im Rahmen von Mitarbeitergesprächen sowie korrelationsstatistischen Verfahren zu überprüfen. Sollte sich dieser bestätigen, stellen die Einstellung weiterer Mitarbeiter, ein vorläufiger Patientenaufnahmestopp sowie die Festlegung einer maximalen Anzahl an Überstunden (Verhältnisprävention) sowie Mitarbeiterschulungen zum richtigen Umgang mit Überstunden (Verhaltensprävention) mögliche Interventionsmaßnahmen dar. Diese Maßnahmen würden nicht nur zu einer Reduktion der Belastung durch Überstunden, sondern auch zu einer Reduktion der psychischen Belastungen im Allgemeinen führen.

5 Probleme der Feldforschung

5.1 Probleme im Zusammenhang mit der Feldforschung

Laboruntersuchungen beschreiben Forschungsdesigns, bei welchen die Untersuchung losgelöst vom ursprünglichen, natürlichen Umfeld durchgeführt wird. Dies könnte zum Beispiel in einer laborähnlichen, abgeschlossenen Umgebung sein. Somit ist eine Ausschaltung von Störvariablen, welche die zu messende Variable beeinflussen könnten, möglich, da der Versuchsleiter die Möglichkeit hat, jede Veränderung des Umfeldes zu kontrollieren. Diese Tatsache führt dazu, dass die interne Validität von Laboruntersuchungen sehr hoch ist, da sich Veränderungen der abhängigen Variable mit großer Wahrscheinlichkeit auf die unabhängige Variable zurückführen lassen. Dies geht aber zu Lasten der externen Validität, da die Generalisierbarkeit auf natürliche, reelle Situationen nur gegeben ist, wenn die spezifischen Variablen in der Laboruntersuchung mitberücksichtigt werden (Bortz & Döring, 1995).

Die Feldforschung hingegen beschäftigt sich mit Untersuchungen, welche in einer natürlichen Umgebung stattfinden. Dabei ist es das Ziel des Forschungsleiters, möglichst wenig Einfluss auszuüben. Gegenüber der Laboruntersuchung hat das zum Vorteil, dass die Forschungsresultate keine Verfälschungen durch Eingriffe des Versuchsleiters beinhalten und deshalb die Realität unverfälscht widerspiegeln, was einer hohen externen Validität entspricht. Dieser fehlende Einfluss des Versuchsleiters führt aber auch zu einem Nachteil: Störvariablen, welche die Zielvariable ungewollt beeinflussen, können bei der Feldforschung nicht oder nur sehr schlecht kontrolliert werden, was die interne Validität minimiert. Ein Beispiel anhand der durchgeführten Befragung soll dies verdeutlichen: So hat die Auswertung der Mitarbeiterbefragung beispielsweise ergeben, dass 80% der Mitarbeiter mit den Pausenregelungen zufrieden und nur 20% damit unzufrieden sind. Aufgrund dessen ist abzuleiten, dass in Bezug auf die Pausenregelung kein Handlungsbedarf besteht und eine Mehrheit mit der aktuellen Situation zufrieden ist. Doch es könnte sein, dass eine Störvariable die Resultate verfälscht und in Tat und Wahrheit eigentlich mehr Mitarbeiter unzufrieden sind. So könnte es sein, dass die Mitarbeiter aus Angst vor dem Vorgesetzten ihre Unzufriedenheit verbergen. Auf die gesamte Befragung bezogen könnten noch viele weitere Störfaktoren Einfluss auf die Resultate genommen haben. So wäre es beispielsweise denkbar, dass die Mitarbeiter uninteressiert oder schlecht gelaunt waren und den Fragebogen nicht wahrheitsgetreu, sondern einfach nur so schnell wie möglich ausgefüllt haben oder sie Antworten aus sozialer Erwünschtheit gegeben haben. Ein weiterer Nachteil der Feldforschung kann außerdem die schlechte Operationalisierbarkeit der Variablen sein.

5.2 Probleme mit den Kriterien des Datenschutzes

Da beim betrieblichen Gesundheitsmanagement die gesundheitliche Situation der Mitarbeiter im Mittelpunkt steht, ist das Sammeln und Auswerten personenbezogener Daten wie zum Beispiel Arbeits- und Fehlzeiten oder die Anzahl Unfälle unabdingbar.

Dabei gilt es, stets die gesetzlichen Bestimmungen des Datenschutzes zu befolgen und einzuhalten. In Deutschland ist der Umgang mit personenbezogenen Daten durch das Bundesdatenschutzgesetz (BDSG, Fassung vom 14.01.2003, zuletzt geändert am 14.08.2009) geregelt. Ziel des Gesetzes ist es, den Einzelnen davor zu schützen, dass er durch den Umgang mit seinen personenbezogenen Daten in seinem Persönlichkeitsrecht beeinträchtigt wird. Dies gilt für die Erhebung, Verarbeitung und Nutzung der Daten und soll so wenig wie möglich geschehen.

Weiter soll darauf geachtet werden, die Daten zu anonymisieren oder zu pseudoanonymisieren, wobei die Namen bei letzterem durch eine andere Kennzeichnung ersetzt werden. Dies wurde bei oben beschriebener Mitarbeiterbefragung durch die Kodierung zu Beginn des Fragebogens gewährleistet. Sollte aber jemand der Personen, welche die Bögen auswertet, eine oder mehrere dieser Kodierungsfragen einem Befragten zuordnen können, wäre die Anonymität nicht mehr gegeben und das Datenschutzgesetz verletzt. Aus diesem Grund muss die Kodierung so gut gewählt werden, dass eine Rückverfolgung nicht möglich ist. Eine weitere Maßnahme, die Anonymität zu gewährleisten, ist es, die Bögen nur von einer externen Person auswerten zu lassen.

Außerdem müssen Unternehmungen, welche eine personenbezogene Erhebung vornehmen, einen Datenschutzbeauftragten bestimmen. Dies müsste somit auch das oben beschriebene Physiotherapieunternehmen tun, um die Einhaltung der Datenschutzbestimmungen zu gewährleisten.

Weiter dürfen nach § 3 Abs. 9 so genannte besondere Arten von personenbezogenen Daten, wozu auch Daten zur Gesundheit zählen, nur erhoben werden, wenn sie zum Zweck der Gesundheitsvorsorge, der medizinischen Diagnostik, der Gesundheitsversorgung oder Behandlung oder für die Verwaltung von Gesundheitsdiensten erhoben werden. Außerdem muss diese Erhebung und die Verarbeitung der Daten durch medizinisches Personal oder sonstige Personen mit Geheimhaltungspflicht erfolgen. Bei der Untersuchung im Physiotherapiebetrieb müsste somit vorgängig sichergestellt werden, dass alle Personen, welche in die Erhebung und die Verarbeitung involviert sind, eine Geheimhaltungserklärung unterzeichnen.

Schließlich gilt es noch zu erwähnen, dass die Mitarbeiter nicht verpflichtet werden können, eine bei Ihnen diagnostizierte Erkrankung zu benennen. Sollten also bei einer Befragung eine entsprechende Frage eingebaut werden, muss man sich darüber bewusst sein, dass eine (korrekte) Antwort von einer freiwilligen Preisgabe des betroffenen Mitarbeiters abhängig ist.

6 Literaturverzeichnis

Bortz, J. & Döring, N. (1995). *Forschungsmethoden und Evaluation für Human- und Sozialwissenschaftler.* Springer: Berlin.

Dutter, R. (2011). *Statistik - Überblick und Definition.* Zugriff am 01.08.2015 unter http://www.statistik.tuwien.ac.at/public/dutt/vorles/inf_bak/node6.html

Fries, E. & Kirschbaum, C. (2009). Chronischer Stress und stressbezogene Erkrankungen. In J. Beckmann & P. Wippert (Hrsg.). *Stress- und Schmerzursachen verstehen. Gesundheitspsychologie und –soziologie in Prävention und Rehabilitation* (S. 113-125). Stuttgart: Thieme.

Morsch, A. (2015). *Studienbrief Betriebliches Gesundheitsmanagement I – BGM als Unternehmensstrategie.* Saarbrücken: Deutsche Hochschule für Prävention und Gesundheitsmanagement

Rohmert, W. & Rutenfranz, J. (1975). *Arbeitswissenschaftliche Beurteilung der Belastung und Beanspruchung an unterschiedlichen industriellen Arbeitsplätzen.* Bundesminister für Arbeit und Sozialordnung, Referat Öffentlichkeitsarbeit, Bonn.

Rieder, P. (2013). *Themenordner Pflegewissenschaft - Informationen für Lehrpersonen und Ausbildende.* (4. Aufl.). Trimbach.

Walter, U., Plaumann, M., Busse, A. & Klippel, U. (2006). *Prävention von Stress am Arbeitsplatz: Ergebnisse einer systematischen Literaturrecherche.* In Kaufmännische Krankenkasse (KKH). Weißbuch Prävention 2005/2006. Stress? Ursachen, Erklärungsmodelle und präventive Ansätze (S. 148-162). Heidelberg: Springer

Zok, K. (2010). *Gesundheitliche Beschwerden und Belastungen am Arbeitsplatz - Ergebnisse aus Beschäftigtenbefragungen.* Wissenschaftliches Institut der AOK (WIdO). Berlin: KomPart.

7 Abbildungs- und Tabellenverzeichnis

7.1 Abbildungsverzeichnis

Abb. 1: Prozentuale Verteilung PM01 9
Abb. 2: Prozentuale Verteilung PM02 10
Abb. 3: Prozentuale Verteilung GS01 10
Abb. 4: Prozentuale Verteilung GS02 11
Abb. 5: Prozentuale Verteilung PG01 11
Abb. 6: Prozentuale Verteilung PG02 12
Abb. 7: Prozentuale Verteilung PG03 12
Abb. 8: Prozentuale Verteilung PG04 13
Abb. 9: Prozentuale Verteilung AO01 13
Abb. 10: Prozentuale Verteilung AO02 14
Abb. 11: Prozentuale Verteilung AO03 14
Abb. 12: Prozentuale Verteilung AO04_1 15
Abb. 13: Prozentuale Verteilung AO04_2 15
Abb. 14: Prozentuale Verteilung KB01 16
Abb. 15: Prozentuale Verteilung PB01 16

7.2 Tabellenverzeichnis

Tab. 1: Fragebogen zur Erfassung spezifische Gesundheitsprobleme und Belastungsschwerpunkte in einem Physiotherapiebetrieb 3

Anhang

Auswertung Mitarbeiterbefragung

Thematik	Frage-Nr.		Antwort 1 Text	Häufigkeit abs.	Häufigkeit proz.
Personenmerkmale	PM01		männlich	7	35%
	PM02		jünger als 20 Jahre	1	5%
Gesundheitliche Situation	GS01		sehr gut	8	40%
	GS02		eher selten	2	10%
Physikalische Gefährdungen und Umweltbedingungen	PG01		in der Regel ja	8	40%
	PG02		ja	0	0%
	PG03		ja	20	100%
	PG04		ja	0	0%
Arbeitsorganisation	AO01		sehr häufig	0	0%
	AO02		sehr häufig	0	0%
	AO03		regelmäßig	18	90%
	AO04		ja	16	80%
Körperliche Belastungen	KB01_1	ständiges Sitzen	stark	0	0%
			etwas	1	5%
			nicht	19	95%
			trifft nicht zu	0	0%
	KB01_2	ständiges Stehen	stark	14	70%
			etwas	5	25%
			nicht	1	5%
			trifft nicht zu	0	0%
	KB01_3	gebückte Haltung, Bücken	stark	12	60%

			etwas	7	35%
			nicht	1	5%
			trifft nicht zu	0	0%
	KB01_4	ununterbrochen gleiche Bewegungen	stark	4	20%
			etwas	7	35%
			nicht	11	55%
			trifft nicht zu	0	0%
Psychische Belastungen	PB01_1	Termin- oder Leistungsdruck	stark	12	60%
			etwas	5	25%
			nicht	3	15%
			trifft nicht zu	0	0%
	PB01_2	hohes Arbeitstempo	stark	10	50%
			etwas	7	35%
			nicht	3	15%
			trifft nicht zu	0	0%
	PB01_3	zu große Arbeitsmengen	stark	10	50%
			etwas	6	30%
			nicht	4	20%
			trifft nicht zu	0	0%
	PB01_4	zu enge Vorschriften, zu wenig Handlungsspielräume	stark	2	10%
			etwas	4	20%
			nicht	14	70%
			trifft nicht zu	0	0%

Auswertung Mitarbeiterbefragung (Forts).

Antwort 2 Text	Häufigkeit abs.	Häufigkeit proz.	Antwort 3 Text	Häufigkeit abs.	Häufigkeit proz.	Antwort 4 Text	Häufigkeit abs.	Häufigkeit proz.
weiblich	13	65%			0%			0%
20-29 Jahre	3	15%	30-39 Jahre	9	45%	40-49 Jahre	5	25%
gut	7	35%	zufrieden stellend	3	15%	weniger gut	2	10%
ein- bis zweimal die Woche	6	30%	drei- bis viermal die Woche	8	40%	täglich	4	20%
ja, überwiegend	5	25%	nur teilweise	5	25%	nein, häufig nicht	1	5%
nein	20	100%	trifft für mich nicht zu	0	0%			0%
nein	0	0%	trifft für mich nicht zu	0	0%			0%
nein, weil keine vorhanden	0	0%	nein, keine notwendig	20	100%	nein, aber einen Ersatz (z.B. Kiste)	0	0%
häufig	0	0%	manchmal	2	10%	selten	8	40%
häufig	0	0%	manchmal	2	10%	selten	7	35%
gelegentlich	1	5%	nie	1	5%			0%
nein	4	20%	Pausen zu kurz	3	75%	ungünstige Pausenzeiten	1	25%

Auswertung Mitarbeiterbefragung (Forts.)

| | Antwort 5 | | | Antwort 6 | | | Antwort 7 | |
Text	Häufigkeit abs.	Häufigkeit proz.	Text	Häufigkeit abs.	Häufigkeit proz.	Text	Häufigkeit abs.	Häufigkeit proz.
		0%			0%			
50-59 Jahre	2	10%	60 Jahre und älter	0	0%			
schlecht	0	0%			0%			
		0%			0%			
nein, meistens nicht	1	5%			0%			
		0%			0%			
		0%			0%			
		0%			0%			
sehr selten	10	50%			0%			
sehr selten	11	55%			0%			
		0%			0%			
Pausenraum zu weit weg	0	0%	keine angemessene Räumlichkeit vorhanden	0	0%	Sonstiges	0	0%

BEI GRIN MACHT SICH IHR WISSEN BEZAHLT

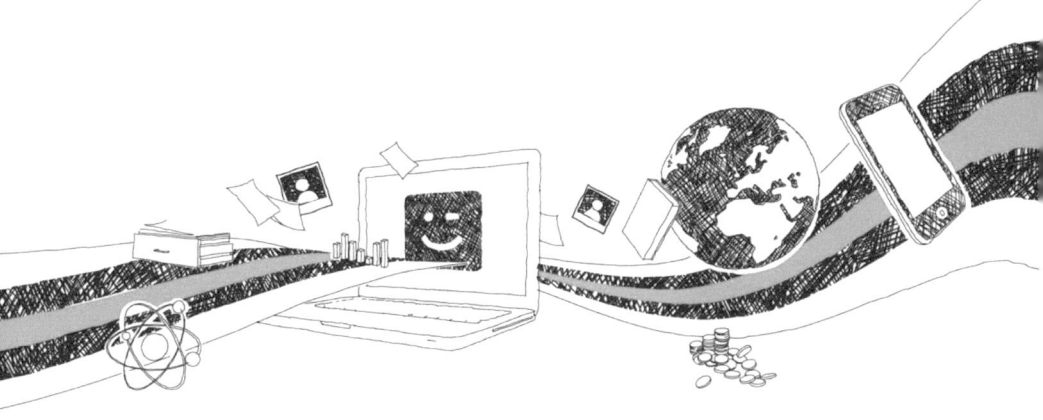

- Wir veröffentlichen Ihre Hausarbeit, Bachelor- und Masterarbeit

- Ihr eigenes eBook und Buch - weltweit in allen wichtigen Shops

- Verdienen Sie an jedem Verkauf

Jetzt bei www.GRIN.com hochladen und kostenlos publizieren